TRAITEMENT

DE

L'URÉTHRITE CHRONIQUE

CHEZ LA FEMME

PAR L'EAU DE CONTREXÉVILLE

PAR

LE Dr DEBOUT D'ESTRÉES
Médecin Inspecteur des eaux de Contrexéville,
Membre de la Société d'hydrologie médicale, de la Société de médecine pratique de Paris, etc.,
Chevalier de la Légion d'honneur.

PARIS
ADRIEN DELAHAYE, ÉDITEUR
PLACE DE L'ÉCOLE-DE-MÉDECINE
—
1874

TRAITEMENT

DE

L'URÉTHRITE CHRONIQUE

CHEZ LA FEMME

PAR L'EAU DE CONTREXÉVILLE

Les salutaires effets de l'eau de Contrexéville dans la gravelle, la goutte, le catarrhe vésical et différentes affections chroniques de la vessie ont été trop souvent décrits pour que leur étude ne présente pas, pour le lecteur, une certaine banalité.

Les cas moins fréquents de lithiase biliaire qui sont venus faire appel à l'efficacité de la source du Pavillon, et les brillants résultats qui ont été obtenus, ont également déjà été maintes fois relatés. Aussi, quoique ces diverses maladies présentent encore bien des côtés intéressants à étudier et que, pour notre part, nous rassemblions des documents nombreux à ce sujet, ce n'est pas d'elles que nous nous occuperons aujourd'hui.

Nous avons publié l'an dernier des faits rares et intéressants, que le grand nombre de graveleux que nous sommes appelé à voir dans cette station nous permettait de rassembler. C'est ainsi que j'ai pu relater différents exemples de *fractures spontanées de calculs dans la vessie* et plusieurs faits de *gravelle pileuse*, variétés fort rares toutes deux d'une maladie fort commune et toutes deux également inexpliquées jusqu'à ce jour par les anatomo-pathologistes. Quoiqu'en ayant depuis lors recueilli de nouveaux exemples, nous attendons, pour les porter à la connaissance de nos confrères, que la lumière se soit faite sur la cause de ces deux phénomènes pathologiques. Jusqu'ici, malgré nos recherches personnelles, et quoique nous ayons interrogé à ce sujet un grand nombre de nos confrères et de nos maîtres de France ou d'Angleterre, et entre autres sir W. Fergusson et sir H. Thompson, nous n'avons pu arriver à connaître sinon la cause, tout au moins une hypothèse admissible qui expliquât soit la formation de la gravelle pileuse, soit la segmentation spontanée des calculs dans la vessie.

Laissant donc, pour le moment du moins, cette étude de côté, nous aborderons aujourd'hui celle des résultats obtenus dans le traitement de l'uréthrite chronique par l'eau de Contrexéville.

Ayant remarqué que, lorsque les malades venus dans notre station pour une des maladies qu'on y rencontre ordinairement étaient en outre affectés d'uréthrite chronique, ces malades obtenaient, à ce dernier point de vue, des résultats des plus satisfaisants, nous nous étions décidé à étudier l'effet de l'eau de la source du Pavillon sur des hommes hospitalisés et dont l'observation pourrait être prise jusqu'à guérison complète, chose presque impossible dans les stations hydro-minérales.

De nombreuses difficultés d'exécution nous avaient fait ajourner ce projet, lorsqu'un de nos confrères s'étant plaint à nous de la difficulté de guérir l'uréthrite chez les malades de Saint-Lazare, nous pûmes mettre enfin à l'étude l'action de l'eau de Contrexéville dans cette affection, et obtenir des résultats qui ont dépassé nos prévisions.

Les observations qui vont suivre ont été prises dans le service de M. le docteur Boys de Loury, par M. Le Pileur, interne du service, auquel nous adressons ici tous nos remercîments pour le soin qu'il a apporté dans cette tâche.

Avant d'exposer les résultats obtenus par le traitement hydro-minéral dans l'uréthrite chronique de la femme, il importe de bien spécifier la nature de celle-ci. L'origine toute particulière des malades de l'hospice : filles des maisons de tolérance, filles inscrites ou filles insoumises, en fait en quelque sorte un terrain à part. Néanmoins l'uréthrite chez la femme, affection rare, se rencontre dans toutes les classes de la société.

Si enfin dans quelques cas nous avons eu affaire à des uréthrites purulentes, dans la grande majorité nous avons administré le traitement à des malades dont l'affection présenta une grande analogie avec la goutte militaire de l'homme, et que nous allons décrire.

Parmi les femmes qui sont envoyées à Saint-Lazare pour uréthrite, une majorité considérable surtout parmi les *filles soumises* (filles en carte), ne présente d'autre accident qu'un écoulement blanchâtre, lactescent, tachant légèrement le linge, ne déterminant point de douleur dans la miction, et dont on ne peut souvent reconnaître la présence que par la compression du canal à l'aide du doigt. Ainsi donc chez ces malades, soit à cause de leur hygiène, soit à cause des soins répétés et très-grands qu'elles prennent de leur corps, point de vaginite, bonne santé habituelle, troublée seulement par de fréquents excès alcooliques; et pourtant, malgré cette absence de complications auxquelles on attribue principalement les difficultés de la guérison, il n'était pas rare de voir ces affections s'éterniser par suite de l'inefficacité des traitements employés.

Ces uréthrites ont presque toujours pour étiologie un excès vénérien ou alcoolique, et quand on interroge les malades, on apprend presque toujours que pour les filles de maison, par exemple, c'est à la suite d'une sortie qu'elles ont prolongée plus qu'elles ne le devaient, que, forcées de se faire examiner au dispensaire pour pouvoir rentrer dans leur maison, elles y ont été trouvées malades. Il est inutile de dire que, pendant leur jour de sortie, les filles de maison se livrent à toute sorte d'excès, notamment à de copieuses libations de bière. C'est donc à l'uréthrite déterminée par la bière, ou par des frictions exagérées sur le méat, que l'on a affaire.

Boissons diurétiques, bains, cubèbe ou copahu sous formes diverses, cautérisation du canal, aucune de ces différentes médications n'avait jamais donné de résultats satisfaisants, et les uréthrites sortaient de l'hôpital au bout d'un temps fort long, cessant d'elles-mêmes.

Pour donner une idée de la durée du traitement par les moyens ordinairement employés, quelques exemples, pris parmi les malades de l'an dernier et par ordre alphabétique, me paraissent être nécessaires :

Nom.	Age.	Qualité.	Date de l'entrée.	Date de la sortie.	Durée du séjour.
Bl.....	19	I. (*)	22 février.	19 avril.	57
Ba.....	22	C.	3 avril.	3 août.	122
Ba.....	16	I.	11 avril.	14 juin.	64
Bo.....	22	C.	12 août.	12 sept.	31
Ca.....	22	I.	17 février.	28 mars.	40
Ch.....	26	C.	26 février.	10 juin.	105
Car....	23	C.	15 juillet.	8 août.	24
Dan ...	22	I.	[illegible] février.	8 mai.	79
Des....	18	I.	5 août.	19 nov.	106
Go	22	C.	21 juillet.	11 janvier.	174
				Durée moyenne du séjour...	70 jours (**)

(*) I. signifie insoumise ; C., inscrite.

(**) M. le docteur Cheron nous a dit avoir, depuis huit mois, dans son service, deux malades affectés d'uréthrite et chez lesquels tous les traitements ont échoué.

Ainsi, la durée moyenne du séjour de ces malades à l'hôpital, où les retenait seulement une uréthrite chronique, est de plus de soixante et dix jours. Voyons maintenant les résultats obtenus après l'emploi de l'eau de Contrexéville, à la dose de deux à quatre verres par jour, le matin à jeun, et à l'exclusion de tout autre traitement.

Encore ici un tableau résumé de cinquante observations nous paraît le meilleur moyen de constater les résultats obtenus :

Nom.	Qualité.	Date de l'entrée.	Commencement du traitement.	Date de la sortie.	Durée du traitement.	Nombre de bout.
Tet....	C. (*)	31 janv.	31 janv.	8 févr.	11	5
Mar....	C.	25 janv.	25 janv.	5 févr.	8	4
Mou....	M.	13 janv.	25 janv.	5 févr.	11	6
De....	M.	25 janv.	25 janv.	1er févr.	7	3
Bil.....	I.	26 déc.	25 janv.	3 févr.	9	4
Ham....	M.	31 janv.	31 janv.	5 févr.	5	3
Pil....	C.	1er févr.	6 févr.	13 févr.	7	3
Lié....	C.	8 févr.	10 févr.	17 févr.	7	4
Sim....	I.	10 févr.	24 févr.	5 mars.	9	3
Lef....	I.	10 févr.	18 févr.	28 févr.	10	4
Bou....	C.	20 déc.	15 févr.	24 févr.		
			rep. le 9 mars.	15 mars.	15	7

Cette femme eut au bout de neuf jours de traitement, après la quatrième bouteille, des accidents inflammatoires avec écoulement purulent, douleur dans la miction ; on suspendit le traitement pendant douze jours et on le reprit le 9 mars ; la malade sortait guérie après 3 autres bouteilles : 7 en tout.

San....	I.	10 oct.	16 oct.	24 oct.	8	3
Gau....	I.	2 oct.	16 oct.	30 oct.	14	6

Prenait de la potion Chopart sans résultat depuis 10 jours.

Lec....	I.	16 sept.	20 oct.	30 oct.	10	4

(*) C., fille inscrite. M., fille en maison. I., fille insoumise.

Nom	Qualité.	Date de l'entrée.	Commencement du traitement.	Date de la sortie.	Durée du traitement.	Nombre de bout.
Coq...	I.	20 sept.	20 oct. guér.	3 nov.	13	5

Prenait de la potion Chopart sans résultat depuis 10 jours.

Nom	Qualité.	Date de l'entrée.	Commencement du traitement.	Date de la sortie.	Durée du traitement.	Nombre de bout.
Bau...	C.	27 août.	20 oct. guér.	30 oct.	10	4
Roch..	C.	20 oct.	21 oct. guér.	6 nov.	16	5
Ham...	C.	20 oct.	21 oct.	26 oct.	5	3
Dud...	C.	10 oct.	21 oct.	24 oct.	3	2

Prenait de la potion Chopart sans résultat.

Nom	Qualité.	Date de l'entrée.	Commencement du traitement.	Date de la sortie.	Durée du traitement.	Nombre de bout.
Gro...	I.	9 oct.	24 oct.	10 nov.	17	7

Uréthrite purulente. Prenait de la potion Chopart sans résultat.

Nom	Qualité.	Date de l'entrée.	Commencement du traitement.	Date de la sortie.	Durée du traitement.	Nombre de bout.
Tou...	I.	14 oct.	28 oct.	11 nov.	14	5

Uréthrite purulente. Prenait de la potion Chopart depuis 10 jours sans résultat.

Nom	Qualité.	Date de l'entrée.	Commencement du traitement.	Date de la sortie.	Durée du traitement.	Nombre de bout.
Ham...	M.	26 oct.	27 oct. guér.	8 nov. sortie le 15.	12	5

Uréthrite et folliculite.

Nom	Qualité.	Date de l'entrée.	Commencement du traitement.	Date de la sortie.	Durée du traitement.	Nombre de bout.
Tav....	C.	27 oct.	31 oct. guér.	12 nov.	12	5
Gui....	I.	13 nov.	15 nov.	28 nov.	13	6

Uréthrite et vaginite.

Nom	Qualité.	Date de l'entrée.	Commencement du traitement.	Date de la sortie.	Durée du traitement.	Nombre de bout.
Fer....	C.	13 oct.	24 nov.	3 déc.	9	5

Cautérisation du canal sans succès.

Nom	Qualité.	Date de l'entrée.	Commencement du traitement.	Date de la sortie.	Durée du traitement.	Nombre de bout.
Grod..	I.	19 nov.	27 nov.	2 déc.	5	3
Bri....	I.	10 nov.	28 nov.	15 déc.	17	7

Uréthrite et vaginite. (Eau de Contrexéville donnée après guérison de la vaginite.)

Nom	Qualité.	Date de l'entrée.	Commencement du traitement.	Date de la sortie.	Durée du traitement.	Nombre de bout.
Ro....	I.	13 oct.	9 déc. guér.	16 déc.	7	3

Restée jusqu'au 2 janvier pour ulcérations du col.

Nom	Qualité.	Date de l'entrée.	Commencement du traitement.	Date de la sortie.	Durée du traitement.	Nombre de bout.
Pi.....	C.	22 nov.	8 déc.	16 déc.	8	3
The...	C.	8 déc.	13 déc.	18 déc.	5	2
Par....	M.	12 déc.	13 déc.	20 déc.	7	3
Jo.....	C.	23 déc.	24 déc.	10 janv.	17	6
Bou...	M.	29 déc.	16 janv.	21 janv.	5	3
Haq...	C.	13 janv.	16 janv.	24 janv.	8	3
Clo....	I.	31 janv.	5 févr.	13 févr.	8	3
Mout...	C.	5 févr.	9 févr.	15 févr.	6	3
Bar....	C.	11 févr	13 févr.	2 mars.	17	7

Uréthrite purulente.

Nom.	Qualité	Date de l'entrée.	Commencement du traitement.	Date de la sortie.	Durée du traitement.	Nombre de bout.
Clé....	I.	27 janv.	13 févr.	20 févr.	7	5

Cette malade était revenue pour la même maladie quatre fois en trois mois à Saint-Lazare et avait à peine passé en tout huit jours dehors. Elle n'est pas revenue depuis cette époque.

Kha....	C.	14 févr.	17 févr.	25 févr.	8	5
Nie....	C.	20 févr.	22 févr.	2 mars.	10	7

Abcès du canal.

Rid....	M.	21 févr.	24 févr.	28 févr.	4	3
Ham....	M.	19 févr.	24 févr.	7 mars.	11	5
Bee....	M.	21 févr.	24 févr.	2 mars.	6	4
Me.....	M.	24 févr.	25 févr.	7 mars.	11	5
Koh....	I.	21 févr.	25 févr.	5 mars.	9	4
Pe.....	I.	23 févr.	26 févr.	10 mars.	13	5
Le.....	C.	6 mars.	10 mars.	20 mars.	10	7

Abcès de l'urèthre. 1 bouteille par jour pendant 5 jours; 1/2 pendant 4 jours.

Ham....	M.	14 mars.	16 mars.	25 mars.	9	4
Ga.....	M.	16 mars.	20 mars.	25 mars.	5	3
De.....	M.	17 mars.	8 avril.	18 avril.	10	5

Végétations et uréthrite. Le traitement n'a été commencé qu'après l'excision des végétations.

Moyenne du traitement, 9 jours et demi environ.

La moyenne du traitement est de neuf jours et demi ; comparée à celle que comportait le traitement ordinaire, cette moyenne suffit à démontrer l'efficacité de l'action de l'eau de Contrexéville dans l'uréthrite chez la femme, car les malades ne sortent que guéries, et encore l'*exeat* des médecins de l'hôpital est-il vérifié par ceux du dispensaire, dans une visite faite trente-six heures et souvent quarante-huit heures après à la Préfecture de police. Ces observations sont donc entourées d'un tel contrôle que la conclusion s'impose d'elle-même.

Cette conclusion ne peut être amoindrie par un seul insuccès, chez une fille insoumise atteinte d'uréthrite, de vulvite et de vaginite chroniques, qui prit six bouteilles en treize jours sans résultat.

L'inefficacité des autres moyens de traitement mis jusque-là en œuvre fait de l'action de l'eau de la source du Pavillon, dans l'uréthrite chronique et dans l'uréthrite purulente de la femme, une ressource des plus précieuses pour le praticien, qui n'aura plus à combattre, en cas de complications du côté de la vulve, du vagin ou de l'utérus, que ces complications elles-mêmes.

En effet, quand la malade présente une vaginite *aiguë* compliquée d'uréthrite, cas relativement rare, la première chose à faire sera naturellement de guérir la vaginite, l'inoculation constante par les liquides vaginaux détruisant tous les avantages du traitement de l'uréthrite. Si, au contraire, la malade n'est atteinte que de cet écoulement lactescent, dû principalement à sa constitution, à l'absence de soins ou à son genre de vie, et qui n'a le plus souvent pour siége que les parties externes (vulvite chronique), quoique nous puissions, sans trop nous aventurer, émettre un doute sur l'inoculabilité d'un pareil liquide, il est trop difficile de juger si l'urèthre est malade ou si c'est simplement le méat, pour que nous ne conseillions pas de soigner avant tout la vaginite, certain que nous sommes que, dans l'une ou l'autre alternative, la cure de l'uréthrite sera obtenue facilement et rapidement.

Avant de terminer cette courte étude, je me propose de répondre d'avance à une question qui ne manquera pas de m'être posée et qui est celle-ci : Pourquoi n'avoir pas, de préférence, étudié l'action de l'eau de Contrexéville dans l'uréthrite chez l'homme ? A cela je répondrai que, chez l'homme, la quantité de l'eau ingérée devant être beaucoup plus considérable, elle dépassait les ressources dont je disposais, et que c'est à la source même que j'espère continuer chez l'homme une étude faite chez la femme par un concours fortuit de circonstances qui m'avait amené à connaître l'insuccès des moyens mis en œuvre jusque-là à Saint-Lazare.

Paris. — Typographie A. Hennuyer, rue d'Arcet, 7.

www.ingramcontent.com/pod-product-compliance
Lightning Source LLC
LaVergne TN
LVHW012026170826
845678LV00004BA/1647

* 9 7 8 2 3 2 9 6 1 9 0 0 2 *